AF320803

DES

AVANTAGES DU CURRETTAGE

DANS CERTAINES SUPPURATIONS

Principalement dans les Adénites aiguës et chroniques

PAR

LE Dr L. LANCIAL,

Ancien Interne des hôpitaux,
Ancien Chef de Clinique à l'hôpital de la Charité,
Membre de la Société anatomo-clinique
et de la Société des Sciences médicales de Lille.

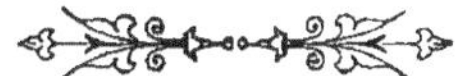

LILLE,

AU BUREAU DU *JOURNAL DES SCIENCES MÉDICALES*,

56, RUE DU PORT.

—

1892.

PRINCIPAUX TRAVAUX DU MÊME AUTEUR

Hernie crurale étranglée chez une femme de 85 ans ; kélotomie, guérison, in *Journal des Sciences Médicales de Lille*, 1886.

Cancer latent de l'estomac, cholémie, mort, autopsie, *Ibid.*, 1887.

Emphysème pulmonaire avec cœur dégénéré et forcé. *Ibid.*, 1887.

Mémoire sur le traitement de l'obstruction intestinale par le lavage de l'estomac, in *Bulletin de la Société anatomo-clinique de Lille*, 1887.

Epithélioma des glandes sudoripares de la région dorsale, in *France Médicale*, 1888.

De la thrombose des sinus de la dure-mère. — Thèse Doctorat. — Mention de la Faculté de Paris. — G. Steinheil, éditeur, Paris, 1888.

Notes et observations cliniques. *Lille*, 1889.

Péritonite sus-ombilicale consécutive à une gastrite exulcéreuse, mort, autopsie, in *Journal des Sciences Médicales de Lille*, 1890.

Trois variétés de tumeurs du maxillaire supérieur, *Ibid.*, 1890.

Hernie épigastrique étranglée, *Ibid.*. 1890.

Traitement chirurgical des phlébites et des thromboses des sinus de la dure-mère, — *Communication au Congrès international de Berlin* ; in *Revue chirurgicale*, 1890.

Kyste séreux du mésentère ; extirpation et guérison (en collaboration avec M. le professeur Duret), in *Journal des Sciences Médicales de Lille*, 1891.

Ostéo-myélite aiguë totale des adolescents ; résection sous-périostée de toute la diaphyse humérale. — Reproduction de l'os et conservation d'un membre utile. *Ibid.*, 1891.

DES

AVANTAGES DU CURRETAGE

DANS CERTAINES SUPPURATIONS

Principalement dans les Adénites aiguës et chroniques

PAR

LE Dr L. LANCIAL,

Ancien Interne des hôpitaux,
Ancien Chef de Clinique à l'hôpital de la Charité,
Membre de la Société anatomo-clinique
et de la Société des Sciences médicales de Lille.

Les affections qui frappent les tissus de nécrobiose tardent souvent à la guérison. Il faut un temps plus ou moins long à l'inflammation provoquée par les produits sphacélés pour faire naître l'élimination. C'est le cas des anthrax, de certains furoncles et surtout des abcès ganglionnaires. Dans toutes ces affections superficielles, accessibles au chirurgien, une intervention opportune peut amener une guérison rapide. L'incision, le drainage, bien que très recommandables, ne permettent pas toujours d'arriver à ce but.

J'ai pensé que le curettage employé à propos dans les anthrax simples, dans les adénites aiguës arrivées à la période de ramollissement était un excellent moyen de gagner du temps, et de débarrasser très rapidement les patients. Il était naturel de présumer que la curette maniée prudemment, au moment propice, pouvait supprimer le travail de l'élimination des tissus mortifiés et activer la réparation.

Dans une douzaine d'interventions faites dans ce sens en

clientèle et principalement dans le service chirurgical de M. le Professeur Duret, j'ai vu le succès couronner mes tentatives, j'ai curetté des anthrax arrivés à maturité, des abcès ganglionnaires aigus et chroniques, un abcès de la fosse ischio-rectale, des furoncles multiples des régions fessières. Je résume quelques-unes de mes observations pour mieux montrer les résultats que j'ai obtenus.

I. — ANTHRAX.

J'ai curetté deux anthrax de la nuque, du volume d'une noix, le premier à l'hôpital, chez un homme de 55 ans, au huitième jour de l'affection ; la guérison fut obtenue au bout de six jours; le second en ville chez un homme de 32 ans. C'était un individu anémié, revenant d'Afrique où il avait été atteint de fièvre intermittente. Il souffrait depuis cinq jours. Je fis l'incision au bistouri, et, sans le chloroformer, j'introduisis la petite curette de Volkmann et ramenai tout le tissu sphacélé jusqu'à ce que la plaie fût bien cruentée et bien nette. Je pansai à la gaze iodoformée après un lavage soigneux à la liqueur de Van Swieten : soulagement presque immédiat et sommeil les nuits suivantes ; pas de réaction inflammatoire, pas de suppurration ; la plaie fut fermée au bout de cinq ou six jours.

II. — ADÉNITES SUPPURÉES AIGUËS ET CHRONIQUES.

J'en rapporte quatre cas dont trois très remarquables. Dans le premier cas opéré par M. Duret, il y eut réunion par première intention; dans le second cas il s'agit d'un adéno-phlegmon de l'aine où la guérison arriva en huit jours sans suppuration proprement dite ; dans le troisième cas, même guérison sans suppuration.

1re OBSERVATION. — *Adénite suppurée chronique de la région caroti-dienne, incision étendue, curettage, réunion par première intention.*

Catherine V., 29 ans, ménagère offre quelques stigmates de scrofule ; a souffert d'une angine et de maux de dents il y a quatre mois avant l'apparition de la tumeur qu'elle porte au cou. Extirpation d'un ganglion dégénéré de l'aiselle gauche, il y a 6 ans.

La tumeur actuelle apparue il y a quatre mois, d'aspect fusiforme, située au-dessous et en arrière de la moitié supérieure du muscle sterno-cléido-mastoïdien qu'elle soulève, mesure douze centimètres de hauteur sur cinq de largeur. Non douloureuse, recouverte de peau saine, dure à la palpation, sans points ramollis, mais présentant de la rénitence, elle se mobilise transversalement avec le sterno, mais ne se déplace pas dans le sens vertical. Les nerfs du cou et les vaisseaux ne paraissent pas comprimés.

Opération : incision longitudinale du ganglion rempli de pus liquide, curettage énergique ; excision aux ciseaux des tissus suspects de la coque ganglionnaire ; petit drain à la partie inférieure de la plaie ; sutures au crin de Florence. Le ganglion fortement adhérent au muscle n'était pas énucléable. Pas de fièvre ; guérison par première intention en huit jours ; premier pansement au 4ᵉ jour, deuxième le 6ᵉ jour, ablation du drain, troisième et dernier le 8ᵉ jour.

J'ai revu plusieurs fois cette femme, la cicatrisation restait parfaite quatre mois après l'intervention ; on ne sentait plus la moindre induration.

2° Observation. — *Adéno-phlegmon de l'aine ; curettage guérison en huit jours.*

Désiré M., 50 ans, marchand de charbon, entre le 1ᵉʳ juin 1891, dans le service de M. le Professeur Duret, salle St-Pierre N° 6. Aucun antécédent morbide. Il y a huit jours, il sortait de l'hôpital où il était resté une semaine pour un petit abcès du dos du pied gauche déterminé par la bride de son sabot. Trois ou quatre jours avant sa sortie, il y avait déjà dans l'aine correspondante une adénite de la chaîne ganglionnaire avec adhérence à la peau. Depuis qu'il a quitté l'hôpital la marche est devenue impossible, la douleur vive et il a gardé le lit.

Il nous revient avec une adénite suppurée compliquée d'un état phlegmoneux bien marqué. La peau de l'aine est rouge et œdématiée sur une hauteur de 7 centimètres et une largeur de 13 centimètres depuis le bord interne du couturier jusqu'à la face interne de la cuisse. La tumeur inflammatoire présente le volume d'un œuf de dinde avec un point culminant en forme de mamelon situé à 8 centim. de l'arcade de Fallope. A ce niveau, la peau amincie est ramollie sur la surface d'une pièce de cinq francs. Pas de phlébite, pas d'œdème des malléoles.

Opération. — Le 2 juin, dans la soirée, avec l'aide de M. Franchomme, interne du service, je procède au curettage après administration de quelques prises de chloroforme. Je me contente d'une petite incision d'un centimètre et demi me permettant l'introduction de la petite curette de Volkmann ; il sort un pus blanc, franchement phlegmoneux suivi d'un sang noir assez abondant. Le petit doigt introduit dans la plaie rencontre une cavité anfractueuse du volume d'une noix. Le curettage est fait avec soin, de manière à ramener entièrement tous les produits sphacélés du ganglion et des parties voisines — gros drain, pansement iodoformé, spica de l'aine. Les plus grands soins d'antisepsie ont été pris.

Le premier pansement est fait au deuxième jour : il n'y a pas eu la moindre suppuration, mais seulement un léger suintement séro-sanguinolent ; le drain est supprimé. Le malade très soulagé, peut marcher, mais nous lui conseillons encore le repos au lit. Il quitte l'hôpital le 10 juin, huit jours après l'intervention, ne présentant plus qu'un tout petit orifice insignifiant au niveau de l'incision.

Je n'ai jamais rencontré de pus dans les objets du pansement, et les élèves du service ont pu constater que la gaze iodoformée était toujours à peu près sèche et seulement teintée d'un peu de sang.

3ᵉ Observation. — *Adénite aiguë suppurée de la région inguinale, curettage, réunion primitive retardée.*

Désiré C., 30 ans, imprimeur, entre à l'hôpital le 9 mai 1891, avec une adénite suppurée de l'aine gauche du volume du poing. Le début remonte à 10 jours, la marche est pénible depuis 5 jours. L'adénite est due à des furoncles multiples qui recouvrent depuis un mois le pénis, les régions pubienne et hypogastrique. Cette furonculose est professionnelle, attribuable à l'irritation de la peau par l'essence et le vernis que cet ouvrier manie journellement.

Le 11 mai, incision de l'abcès ganglionnaire, transversalement sur une longueur de moins de deux centimètres : évacuation du pus ; il reste alors une cavité à logettes de la grosseur d'une mandarine. Curage sans chloroformisation, un drain. Séjour au lit durant trois jours. La plaie est réunie le 4ᵉ jour, je trouve la gaze iodoformée expulsée ; le malade se lève le 5ᵉ jour et sort guéri le huitième. On n'a pu voir en aucun moment de trace de pus, mais seulement un peu de teinte rouge, mais sèche, du pansement.

4ᵉ OBSERVATION. — *Adénite suppurée aiguë sus-hyoïdienne.*

Marie V., 4 ans et demi, se présente le 16 mai avec des adénites sous-maxillaires, apparues quelques jours auparavant à la suite de carie dentaire. Le lundi 18 mai, appelé auprès d'elle, je constate une adénite aiguë sous-maxillaire, médiane (cataplasmes, onguent napolitain). Le mercredi 20 mai, la suppuration ganglionnaire est nette, la glande est du volume d'un œuf de pigeon. Accompagné du docteur Vanhoutte, d'Hondschoote, qui donne le chloroforme, j'ouvre le ganglion et procède au curettage. Un petit drain est laissé jusqu'au vendredi suivant.

Le lendemain, l'induration avait presque complètement disparu, il ne restait pour toute brèche qu'un petit espace résultant de l'écartement des lèvres de la plaie cutanée. La guérison se maintenait un mois après.

III. — ABCÈS DE LA FOSSE ISCHIO-RECTALE, CURETTAGE, GUÉRISON RAPIDE.

Observation. — Léopold H., 48 ans, a, depuis 4 ans, été traité à diverses reprises dans le service pour un rétrécissement de l'urèthre. Il était sorti de l'hôpital, il y a trois semaines, après passage de sondes Béniqué. Il urinait facilement, mais ressentait quatre jours plus tard à l'anus une violente douleur qui l'empêchait de marcher. Bains de siège. La douleur augmente, les selles sont difficiles malgré les purgations.

Après être resté au lit durant 15 jours, il est transporté à l'hôpital le 20 mai. Nous constatons un abcès de la fosse ischio-rectale droite avec saillie légère à la marge de l'anus. Le même jour, sans donner de chloroforme, je fais une ouverture de deux centimètres dans le sens d'un des rayons de la circonférence du pourtour de l'anus. Pus phlegmonneux en grande quantité. Curage profond à la curette longue qui s'enfonce à quinze centimètres ; drain gros et long. Soulagement immédiat, pas de fièvre le soir, sommeil la nuit suivante.

Pansement tous les matins ; le malade prend soin auparavant d'aller à la garde-robe ; le drain est retiré, lavé et remis, gaze iodoformée sur la plaie, bandage complet ouaté. Le drain est supprimé le 5ᵉ jour. La suppuration était presque nulle dès le lendemain de l'opération. Au 9ᵉ jour, plus la moindre trace de pus : le toucher rectal indique que les tissus ont repris leur consistance normale, la défécation est aisée depuis plusieurs jours.

Le malade sort le 2 juin, ne présentant plus qu'une petite plaie cutanée insignifiante.

En résumé, guérison en 12 ou 13 jours après un séjour au lit de 10 jours (le malade se levait cependant chaque matin pour aller à la garde-robe) ; presque pas de suppuration et pas la moindre trace de fistule.

Le résultat est certainement encourageant ; on sait en effet avec quelle facilité s'établissent les fistules de la fosse ischio-rectale à la suite des suppurations prolongées de cette cavité. Il y a donc grand intérêt à recourir à un traitement un peu énergique comme le curettage, pour supprimer les causes de la suppuration et faciliter le rapprochement des tissus si mobiles de la fosse ischio-rectale.

J'ai eu l'occasion d'ouvrir un autre abcès semblable, quelque temps plus tard, chez un sujet pusillanime qui refusa l'emploi de la curette, la suppuration dura plus d'un mois et le malade dut garder le lit plus de trois semaines.

IV. — Furonculose des régions fessières.

J'ai curetté une série de furoncles de ces régions chez un jeune homme occupé à la Compagnie des Tramways à conduire aux relais les chevaux qu'il monte journellement Il y en avait bien une trentaine de moyen volume. Sans chloroformisation, après savonnage sérieux et lavage au sublimé de la région, je passai la curette sur tous les points malades et j'appliquai un bandage de façon à recouvrir les deux fesses comme l'aurait fait le bonnet de Mayor. J'avoue que l'intervention fut assez douloureuse, mais le patient qui avait besoin de travailler ne s'en plaignit point ; il ne dut garder le lit que quelques heures. Il ne reparut plus de furoncles et les plaies se cicatrisèrent rapidement.

De toutes mes observations, je crois pouvoir conclure que le curettage n'est pas dangereux et permet de gagner du temps dans le traitement des adénites suppurées aiguës comme dans les adénites chroniques, dans celui de certains anthrax et d'abcès chauds *bien limités*. Il permet *lorsqu'il est complet, avec une antisepsie rigoureuse*, de convertir les foyers purulents en plaies cruentées, non infectées, dont la cicatrisation s'opère à peu près comme celle des plaies simples.

LILLE. IMPRIMERIE. L. DANEL.